RECHERCHES

SUR QUELQUES QUESTIONS RELATIVES

AU DÉVELOPPEMENT

DU TISSU OSSEUX

PAR

Henri POMMAY,

Docteur en médecine de la Faculté de Paris,
Aide-major stagiaire au Val-de-Grâce.

———————

PARIS

A. PARENT, IMPRIMEUR DE LA FACULTÉ DE MÉDECINE

RUE MONSIEUR-LE-PRINCE 29 ET 31

—

1876

RECHERCHES

SUR QUELQUES QUESTIONS RELATIVES

AU DÉVELOPPEMENT

DU TISSU OSSEUX

PAR

Henri POMMAY,

Docteur en médecine de la Faculté de Paris,
Aide-major stagiaire au Val-de-Grâce.

—o—o—o—

PARIS

A. PARENT, IMPRIMEUR DE LA FACULTÉ DE MÉDECINE

RUE MONSIEUR-LE-PRINCE 29 ET 31

1876

A MON PÈRE

A MA MÈRE

A MES SŒURS

A MON FRÈRE

A MON COUSIN P. SIMON

A MES AMIS

H. FAMECHON, E. LOZET

A MES AMIS

A MES MAITRES DE LA FACULTÉ DE NANCY

A M. FELTZ,

Professeur d'anatomie pathologique à la Faculté de Nancy.

A MON PRÉSIDENT DE THÈSE

M. LE PROFESSEUR VERNEUIL

RECHERCHES

SUR QUELQUES QUESTIONS RELATIVES

AU DÉVELOPPEMENT

DU TISSU OSSEUX

INTRODUCTION

Le sujet que nous avons choisi pour notre thèse est vaste et difficile. Aussi nous n'avons pas eu la prétention de résoudre ni même d'envisager tous les différents problèmes de cette question si complexe. Cela aurait été un travail au-dessus de nos forces. Nous avons seulement étudié quelques points en conteste, et si nous n'avons pas réussi à les élucider, ce n'est pas faute de travail, c'est ce qui nous vaudra, nous l'espérons, l'indulgence de nos juges.

Nous terminerons cette entrée en matière par l'exposition du plan que nous avons suivi dans notre travail.

Nous commençons par un historique qui n'est pas très-complet, et c'est plutôt un résumé succinct des diverses théories qui ont régné : 2° une étude des réactifs qui nous ont servi; 3° l'exposition de nos recherches et de leurs résultats.

Si l'on consulte les auteurs anciens ou plutôt les ouvrages écrits sur cette question, il y a vingt-cinq à trente ans, on verra que la plupart des auteurs s'accordent en ceci, que les cellules osseuses naissent, « de même que les cellules végétales lignifiées à canalicules poreux ou ponctués, des capsules du cartilage par épaississement et ossification de leur paroi en même temps qu'il se forme dans leur épaisseur des vacuoles canaliculées, que les protoblastes qu'ils renferment se développent en éléments étoilés remplissant les futures cavités osseuses » (1).

Kölliker fut longtemps le champion de cette idée. Il avait surtout étudié le développement et la formation du tissu osseux sur des os rachitiques.

Soutenu par Virchow et Rokitansky, il publiait, comme chose normale, ce qui n'était qu'une exception pathologique. Sharpey, dans *Quain's Anatomy*, Robin, dans un mémoire présenté à la Société de biologie, s'élevèrent les premiers contre cette fausse interprétation résultant d'une étude incomplète. Plus tard, Bruck se rallia à l'opinion de ces deux observateurs. Enfin, Muller, par ses beaux travaux, porta le dernier coup et le plus sensible à la théorie ancienne de l'ostéogénie. Grâce à l'emploi de l'acide chromique, il put observer les phénomènes de multiplication qui se passent dans la couche calcifiée du cartilage, et ces recherches servirent de base à sa théorie de l'ostéogénie, théorie qui est admise en grande partie. Quelques-uns,

(1) Kölliker. Eléments d'histologie humaine, 2º édition française, traduite sur la 5e édition allemande, par Marc Sée, p. 288.

tels que Lieberkuhn, Morel et Willemin, se rattachent à l'ancienne théorie avec quelques variantes. Ainsi, Morel et Willemin, dans leur *Traité élémentaire d'histologie humaine* (Strasbourg, 1864), disent que la cellule osseuse se forme, non pas directement aux dépens de la cellule cartilagineuse, mais aux dépens de son noyau « qui offre un contour irrégulier et muni de prolongements nombreux » : puis plus loin : « le développement de l'os s'achève par l'allongement des appendices filiformes et canaliculés du noyau, leurs ramifications et leurs anastomoses avec les canalicules voisins. » Ils ajoutent que l'enveloppe cellulaire ne disparaît pas immédiatement, « on la retrouve en traitant, par l'acide chlorhydrique, la substance osseuse nouvellement formée. »

La théorie de Muller, entrevue par Sharpey et Bruck, à laquelle se rangea Kölliker en abandonnant définitivement, quoiqu'à regret, sa théorie basée sur le rachitisme, et soutenue par les travaux de Gegenbaur, Valdeyer, Landois, Ranvier et bien d'autres, avait rallié le plus grand nombre d'observateurs quand s'éleva une nouvelle théorie, celle de Löven et de Stiéda. Nous allons exposer la théorie de Muller, puis celle de Robin, qui est tellement différente des autres, qu'elle mérite une exposition particulière, puis nous indiquerons rapidement la théorie de Löven, sur laquelle nous reviendrons plus d'une fois dans le cours de ce travail.

Pour Muller, les cellules osseuses proviennent de la transformation des jeunes cellules médullaires, qui elles-mêmes résultent de la multiplication des cellules du cartilage. Ainsi, multiplication rapide des cellules cartilagineuses, disparition de la substance fondamentale intermédiaire et ouverture des capsules l'une dans l'autre pour former des cavités médullaires, et enfin transformation des cellules médullaires en cellules osseuses, voilà les faits fondamentaux. C'est autour de ces points aussi qu'ont pivoté, sans s'en écarter beaucoup, les adhérents à la théorie de Muller. Ainsi d'après Gégenbaur, ce ne sont pas les cellules médullaires qui se transforment en cellules osseuses, mais une espèce particulière de ces cellules qui a pris une forme différente et qui a cette fonction spéciale, tandis que les autres deviennent en partie du tissu conjonctif, et des vaisseaux, et en partie persistent à l'état de cellules arrondies sous forme de cellules médullaires. Aussi, il n'a pas manqué de leur donner un nom en harmonie avec ce mode de fonctionnement. Nous avions déjà les ostéoplastes, nous avons eu les ostéoblastes; il y a aussi des divergences relativement au mode de formation de la substance interstitielle, les uns la regardent comme un produit de sécrétion, les autres la font provenir de la calcification des ostéoblastes. Pendant que se développaient ces théories en Allemagne, nous voyons en France, Robin, dès 1850, s'élever avec force contre la théorie alors soutenue par Kölliker. Pour lui, et nous citons ses conclusions (1) : « La substance des os est précédée du tissu cartilagineux ou cartilage proprement dit, elle se développe dans son épaisseur, se substitue à celle-ci qui disparaît et la remplace. C'est la formation osseuse par substitution. » « La substance fondamentale de l'os se forme par un dépôt de sels terreux opaques dans la substance fondamentale du cartilage. Le dépôt de granuleux devient de plus en plus cohérent et homogène à mesure qu'il est plus ancien, et par cela même devient plus transparent et permet d'apercevoir nettement les détails de sa structure. »

Voilà la substance fondamentale formée. Nous arrivons aux cellules, et nous résumons leur formation. Plus le dépôt phosphatique s'avance, plus la cavité du cartilage semble

(1) Comptes-rendus et Mémoires de la Société de biologie. Observations sur le développement de la substance et du tissu des os, 1850.

se rétrécir avec des bords moins nets, plus diffus. En même temps, on voit le contenu des cavités s'atrophier peu à peu, puis disparaître bientôt tout à fait. C'est cette cavité vide de son ou de ses corpuscules qui, pour Robin, forme l'ostéoplaste.

Ranvier, dans sa thèse, adopte la théorie de Muller. Depuis les travaux de Löven et Stiéda, sans rejeter la théorie de Muller, il la mitige pourtant, si je puis m'exprimer ainsi. Voici ce qu'il en dit (1) : « Les cellules médullaires proviennent-elles des cellules de cartilage mises en liberté par la dissolution des capsules secondaires comme H. Muller l'a soutenu, ou sont-elles amenées par la végétation vasculaire qui les aurait pris sous le périoste pour les conduire jusque-là, comme le veulent Löven et Stiéda ? C'est ce que les faits ne nous permettent pas encore de déterminer. Ces deux derniers observateurs ont certainement eu raison d'insister sur le bourgeonnement de la moelle dans les premiers espaces médullaires ; mais ils ont été trop absolus lorsqu'ils ont nié que les cellules de cartilage puissent proliférer et devenir des ostéoblastes. »

En Angleterre, Sharpey se range à l'opinion de Löven et Stiéda et s'exprime en ces termes : « Löven a émis cette idée que je crois plus probable, que les corpuscules ostéoplastiques dépendent du système vasculaire des tissus sous-périostiques, qui, comme cela a été établi, pénètrent les os nouvellement formés et se répandent à travers leurs excavations. Les lacunes et la disparition du cartilage, aussi bien que l'absorption partielle des cloisons des cavités osseuses, est sans doute effectuée par ce système, et ces cellules ostéoplastiques abondantes qui se montrent alors, proviennent sans doute de cellules semblables également abondantes sous le périoste. » (2).

(1) Ranvier. Traité technique d'histologie, p. 460.
(2) Sharpey. Quain's Anatomy, C. X. Nous devons cette traduction à l'obligeance de notre ami Marty, que nous remercions ici publiquement.

En même temps qu'il donne son opinion, il résume le travail de Löven, qui, avec Stiéda, soutient la même hypothèse, à savoir : que les cellules osseuses proviennent des cellules périostiques, refoulées par les vaisseaux. Dans un ouvrage récent (1873), Kölliker adopte aussi cette théorie que repousse encore Virchow. Malgré la diversité des opinions sur des points secondaires, nous voyons que maintenant on dispute sur la théorie de Muller et sur celle de Löven. Les cellules osseuses proviennent-elles, oui ou non, des chondroplastes? proviennent-elles, oui ou non, des cellules périostiques? C'est là la question.

MÉTHODE ET RÉACTIFS

La méthode que nous avons employée dans presque tous les cas est longue et minutieuse. Nous n'avons pas fait d'injections et nous le regrettons, mais nous avons tâché d'y suppléer autant que possible en sacrifiant les animaux qui ont servi à nos expériences, de manière qu'ils ne perdissent pas de sang.

Sur certaines pièces nous avons pu reconnaître des vaisseaux remplis de globules ; malgré cela, nous ne nous cachons pas l'imperfection de ce procédé, qui est loin d'approcher les injections artificielles. Nos études ont porté sur les chats, chiens, rats, lapins, et sur un enfant nouveauné. Après avoir étranglé l'animal, nous enlevions des extrémités articulaires, des pattes entières, des fragments de colonne vertébrale, que nous plongions dans une solution d'acide chromique. d'acide picrique, ou enfin d'acide osmique, pour en enlever les sels calcaires.

Après un temps plus ou moins long, suivant l'acide employé et le volume des fragments osseux, nous placions l'os décalcifié dans une solution sirupeuse de gomme pendant

24 heures, puis dans l'alcool, suivant le même espace de temps. De cette façon, nous obtenions un cube ou un cylindre, suivant la forme de l'os, parfaitement homogène, que nous fixions dans de la moelle de sureau pour en faire des coupes. Ces coupes étaient placées dans l'eau, où elles restaient pendant plus ou moins longtemps, tantôt pendant 2 à 4 heures, tantôt pendant 24 à 48 heures. Le résultat nous a paru le même pour la netteté et la facilité de la coloration. J'en excepterai pourtant les pièces décalcifiées par l'acide chromique et colorées par le carmin ; dans ce cas, il fallait une immersion prolongée pour enlever les dernières traces d'acide chromique qui eussent empêché dans une certaine mesure l'action colorante du carmin, et 24 à 48 heures n'étaient pas de trop.

Les coupes ainsi lavées et débarrassées de leur gomme, étaient colorées soit par la purpurine, soit par la teinture d'iode, l'acide picrique ou l'acide osmique, le carmin, le picrocarminate d'ammoniaque. Nous allons maintenant étudier l'action de ces réactifs. Nous insisterons particulièrement sur l'action de l'acide osmique, qui n'a pas encore été employé, nous croyons, à cette étude.

RÉACTIFS DÉCALCIFIANTS.

Acide chromique. — L'acide chromique est employé depuis longtemps en histologie. Appliqué pour la première fois par Muller à l'étude des os et de leurs développements, il est maintenant d'un usage journalier. On l'emploie en solution faible, 2 à 3 pour 1,000, en grande quantité pour un petit fragment d'os. On doit avoir soin de renouveler le lendemain la solution. En agissant ainsi, on peut avoir au bout de 48 heures un os suffisamment décalcifié. On a dit que l'acide chromique ratatinait les cellules de cartilage.

Parce qu'après l'action de l'acide chromique, on a trouvé des cellules de cartilage avec des prolongements anguleux, on en a conclu qu'elles étaient flétries, qu'elles avaient perdu leur forme par suite de l'action de l'acide chromique. Quoique notre expérience ne soit pas très-grande, nous sommes loin de partager cette idée ; car, à côté de ces cellules anguleuses, souvent sur la même préparation, ou sur des préparations provenant de pièces analogues, nous avons trouvé des cellules qui nous ont paru intactes : qui, en tout cas, remplissaient parfaitement leur cavité. Elles avaient pourtant subi comme les autres l'action de l'acide chromique. D'où viendrait cette différence ? Après l'action de l'acide osmique employé seul, nous avons trouvé de ces mêmes cellules à prolongements. Nous en avons conclu à l'existence de ces prolongements ou plutôt de cette déformation, existence antérieure à l'action des réactifs employés.

La coloration spéciale due à l'acide chromique disparaît en partie pendant le séjour du fragment décalcifié dans la solution de gomme, ou du moins dans les parties superficielles qui sont plus ou moins complètement décolorées. Cette décoloration s'achève pendant le séjour de la pièce dans l'alcool et des coupes dans l'eau. On n'a pas besoin d'augmenter le traitement déjà si long en plaçant les pièces dans l'eau après leur sortie de l'acide chromique. Le passage successif des pièces dans la gomme, l'alcool, l'eau, suffit dans la majorité des cas à les décolorer. On peut conserver la coloration due à l'acide chromique et, pour cela, il faut faire des coupes dans les parties profondes de la pièce, parties qui ont été peu ou point atteintes par le séjour dans la gomme. Laisser les coupes dans l'eau pendant seulement une ou deux heures ; ce temps, suffisant pour dissoudre la gomme, ne l'est pas pour enlever la coloration due à l'acide chromique.

Acide picrique. — L'acide picrique en solution aqueuse n'a pas grands avantages sur l'acide chromique. Il permet seulement une coloration plus facile au carmin, et encore quand les coupes n'ont pas séjourné longtemps dans l'acide chromique, et qu'on les a bien fait dégorger, la coloration au carmin se fait de la même manière.

Acide osmique. — Nous nous sommes servi aussi de l'acide osmique comme décalcifiant. Nous avons employé une solution faible de cet acide (au $\frac{1}{1\,000}$) ; aussi avons-nous été obligé de laisser séjourner longtemps la pièce dans un réactif. Nous l'avions choisie petite (à peu près la centième partie de la solution), nous renouvelions souvent la solution.

Au bout de huit jours seulement, nous avons pu faire des coupes. Le cartilage était un peu ramolli, mais pas assez pour empêcher l'exécution de ces coupes. Après en avoir fait quelques-unes de cette façon, nous avons placé la pièce dans la gomme et l'alcool pour la durcir d'une façon plus convenable. D'après ce qui précède, il ne semble pas que nous ayons eu à nous louer beaucoup de l'emploi de l'acide osmique comme décalcifiant. En effet, il y a certains inconvénients qui auraient peut-être disparu si la solution avait été employée plus concentrée. Ces inconvénients sont : la longueur du séjour de la pièce dans cet acide ; le ramollissement du cartilage et la décalcification incomplète des parties profondes. Quelquefois il nous est arrivé, après avoir fait un certain nombre de coupes, d'être obligé de plonger le reste de la pièce dans l'acide chromique. On peut remédier facilement à ces inconvénients, et l'on obtient en revanche la fixation parfaite des éléments, une coloration particulière dont nous parlerons plus tard.

Nous allons maintenant étudier l'action des matières colorantes nommées plus haut sur des coupes d'os en voie de développement décalcifiés de cette manière :

Purpurine. — Au commencement de ces études, nous avions cru trouver dans la teinture d'iode et dans la solution alcoolique d'acide picrique des réactifs valant au moins la purpurine. Mais, depuis, nous avons reconnu exagérées ces premières appréciations. Nous considérons toujours la teinture d'iode et la solution alcoolique d'acide picrique comme de bons et utiles réactifs ; mais la purpurine leur est bien supérieure sous le rapport de l'élégance et de la solidité des préparations.

La substance fondamentale du tissu osseux est colorée en rose, les cellules osseuses en rouge-rose plus foncé. Les fibres de tissu conjonctif sont à peine colorées, mais les fibres élastiques qui servent à l'ossification des os plats, ces fibres larges et homogènes, sont fortement colorées en rose. La substance fondamentale du cartilage est très-faiblement teintée. Les noyaux des cellules conjonctives, les noyaux des cellules cartilagineuses sont colorés de la même façon, tandis que les corps des cellules cartilagineuses sont incolores.

Teinture d'iode. — Les coupes colorées par la teinture d'iode doivent être conservées dans la glycérine faiblement iodée, autrement l'iode se diffuse dans le liquide conservateur, et au bout d'un certain temps la préparation est complètement décolorée. Dans les coupes colorées et conservées de la manière que je viens de dire, la substance fondamentale osseuse reste incolore, les corpuscules osseux sont colorés en jaune-paille, les jeunes cellules de la moelle sont colorées de la même façon, les fibres de tissu conjonctif sont légèrement teintées, la substance fondamentale du cartilage est, elle aussi, faiblement colorée, contrairement aux cellules

(1) Pour plus de détails sur la préparation et l'emploi de la purpurine voir : Des applications de la purpurine à l'histologie (Ranvier, in Archives de physiologie de Brown-Séquard, 1874, p. 761.

cartilagineuses qui sont colorées en brun foncé et très-appa-
rentes. En combinant l'acide osmique avec la teinture d'iode,
dans un rapport que nous n'avons pas fixé, nous avons vu
la substance fondamentale du cartilage colorée en gris (cette
coloration provient de l'acide osmique, comme nous le di-
rons plus tard), et à mesure que nous approchions du point
d'ossification, nous voyions les restes de la substance cartilagineuse prendre une teinte un peu brune dans laquelle
néanmoins le gris dominait encore. Cette coloration nouvelle
est un signe des modifications chimiques et des transformations que subit la substance cartilagineuse, transformations
qui préparent et amènent sa dissolution.

Les formations osseuses sont colorées en jaune pâle, les
cellules formatrices en brun peu foncé. A cette occasion,
nous ferons remarquer combien la combinaison de deux
réactifs peut être utile quelquefois. Ici ni l'acide osmique,
ni la teinture d'iode employés séparément, ne nous don-
naient une coloration différente de la substance fondamentale du cartilage, suivant qu'on était plus ou moins près
du point d'ossification. Par l'union de ces deux corps, au
contraire, on peut reconnaître une manière d'être particulière, une façon différente de se comporter à l'égard du
réactif, dans cette substance cartilagineuse, suivant qu'on
l'observe dans des endroits plus ou moins rapprochés du
point d'ossification. En versant goutte à goutte une solution de potasse au 1/10 dans la solution d'acide osmique au
1/100, nous avons obtenu un liquide jaune-paille que nous
avons employé quelquefois. Malheureusement, à côté de
quelques résultats assez importants que nous avions ob-
tenus au début (tels que accentuation de la coloration due
à l'acide osmique), nous en avons eu d'autres qui nous l'out
fait abandonner totalement. Ce mode d'action incertain
tenait peut être au mode de préparation non moins incertain. En effet, nous versions la solution de potasse goutte à

goutte dans la solution d'acide osmique jusqu'à ce que la teinte jaune-paille, arrivée à son maximum, restât stationnaire. Or, il était facile de dépasser cette limite et de mettre assez de potasse pour que son action corrosive s'exerçât sur les éléments figurés. En poursuivant ces études, en précisant les doses limites qu'il fallait mélanger, nous aurions pu obtenir quelques résultats intéressants. Mais nous ne pouvons exprimer que de stériles regrets, car pour ceci, comme pour bien d'autres choses, le temps nous a manqué.

Carmin. — Nous allons passer rapidement sur l'action du carmin et du picrocarminate, car cette étude nous paraît déjà longue et pourtant nous avons encore bien des choses à dire sur l'emploi de l'acide osmique. La substance fondamentale de l'os est colorée en rouge ou en rose par le carmin suivant la plus ou moins grande épaisseur de la coupe. La substance fondamentale de cartilage reste incolore, sauf dans les points où elle est granuleuse ; alors elle est teinte en rouge. Les ostéoblastes, les noyaux des cellules cartilagineuses, osseuses, sont aussi colorés en rouge. Le tissu conjonctif, comme le tissu osseux, est complètement rouge.

Picrocarminate. — La substance fondamentale du cartilage, celle de l'os, sont roses. Les noyaux des cellules osseuses cartilagineuses sont colorés en rouge, les corps cellulaires sont orange, les cellules médullaires sont rouges.

Acide picrique. — Nous avons employé l'acide picrique comme colorant en solution alcoolique, mélangée d'eau dans la proportion d'un tiers à un quart. De cette manière, nous avons obtenu une coloration plus facile, plus prompte et plus intense. L'acide picrique est plus soluble dans l'alcool

que dans l'eau, l'alcool s'évapore plus facilement que l'eau.
Ainsi, la quantité d'acide qui diffuse dans les tissus est
plus considérable et se fait plus rapidement. La solution
alcoolique d'acide picrique, telle que nous l'avons employée,
est un liquide d'une belle couleur jaune, se rapprochant
beaucoup de la couleur de chlorure d'or, à ce point qu'on
s'y est mépris. Les coupes, pour être colorées, sont placées
dans un verre de montre ou plutôt dans un tube, de façon
qu'elles soient recouvertes d'une quantité notable de
liquide, et au bout d'une ou deux minutes, on peut les retirer. Pendant que l'imbibition se fait, on voit les bords du
verre qui sert de récipient se couvrir de cristaux, tellement l'évaporation est rapide. On comprend facilement que
si la quantité de liquide était peu considérable, si les préparations se trouvaient sur le bord du verre de montre, les
cristaux se déposant sur elle rendraient l'observation difficile ou même impossible, à moins d'un lavage. La substance osseuse est fortement colorée en jaune ainsi que le
tissu conjonctif, les cellules osseuses et conjonctives sont
aussi colorées en jaune; néanmoins, on les distingue nettement au milieu de la substance fondamentale. Les cellules de la jeune moelle sont aussi colorées en jaune, leur
noyau est très-apparent. Les cellules cartilagineuses sont
jaunes aussi, la substance fondamentale reste complètement incolore. L'acide picrique ainsi employé coloré
facilement et rapidement; mais il abandonne aussi facilement et aussi rapidement les éléments qu'il a colorés. Il
nous est arrivé de conserver de ces préparations dans la
glycérine pure. Quand nous avons voulu les revoir, nous
avons été passablement surpris de trouver la coloration
très-diminuée ou même complètement disparue; tandis que
la glycérine avait pris une teinte jaunâtre. Instruit par
l'expérience, nous avons toujours, depuis ce moment, placé
les coupes ainsi picriquées, dans un mélange de glycérine

et de la solution picrique. La coupe étant dans un milieu saturé, l'acide ne se dissout plus dans le liquide conservateur et la coloration, loin de disparaître, ne diminue pas mêmed'une façon sensible.

Acide osmique. — Les effets colorants de l'acide osmique ne sont pas les mêmes sur des pièces décalcifiées dans l'acide chromique ou sur les pièces placées tout d'abord dans l'acide osmique. Dans le premier cas (décalcification par l'acide chromique), la coloration nous a toujours paru plus faible, et elle était assez difficile à obtenir malgré des lavages répétés et un séjour prolongé dans la solution osmique. Dans les cas où nous nous sommes servi de l'acide osmique seul, les effets colorants sont assez marqués. Ils varient du reste suivant le temps plus ou moins long pendant lequel les pièces ont subi l'action du réactif. Pour le moment où il faut les retirer, nous nous sommes guidé sur leur coloration plus ou moins noire et leur décalcification plus ou moins complète. Après que les coupes sont faites, on peut encore les laisser dans l'acide osmique pendant quelque temps pour accentuer davantage la coloration qui porte surtout sur la substance fondamentale et les éléments cellulaires. La substance fondamentale du cartilage est colorée en noir peu foncé, quelquefois la teinte s'abaisse jusqu'au gris pâle. Les restes de cette même substance, qui servent de base et de noyau, pour ainsi dire, aux premières formations osseuses, sont colorés de la même manière. Les granulations qu'on aperçoit sur les bords de cette substance découpée sont teintées aussi faiblement que la substance fondamentale. Quant à la substance osseuse et à celle qui, nouvellement formée, s'applique sur les bords du cartilage, elles ont toutes deux la même coloration ; mais cette coloration est d'une intensité plus grande que celle de la substance cartilagineuse. Les chondroplastes sont brunis assez

fortement, leurs contours sont assez nets, ils sont granuleux et paraissent le plus souvent intacts (1). Le noyau est
plus pâle que le corps cellulaire, et on le distingue facilement. Chez quelques-unes de ces cellules, le noyau est
coloré en noir intense, les cellules elles-mêmes, sans être
aussi noires que le noyau, ont une teinte beaucoup plus
foncée que d'habitude. Les jeunes cellules de la moelle sont
pâlies par l'acide osmique, leurs contours sont plus vagues,
ils sont colorés en brun très-pâle. Les globules sanguins,
un peu gonflés et brunis de la même manière, offrent aussi
des contours moins nets.

L'action de l'acide osmique est donc peu marquée quant
aux éléments de la moelle qu'elle pâlit. Aussi il est utile,
après son action, d'employer un autre colorant pour rendre
plus distincts les contours affaiblis. Assez marquée quant
à la substance fondamentale, elle peut servir à différencier
par le degré d'intensité de la coloration, la substance osseuse nouvelle de la substance cartilagineuse ancienne.

DE L'OSSIFICATION DANS LES OS PRIMITIVEMENT CARTILAGINEUX.

Les os que nous avons employés étaient tantôt des os
longs (fémur, tibia) dont nous prenions les extrémités articulaires, tantôt des os courts (calcanéum, phalanges, méta-
carpiens, vertèbres). Pour rendre cette étude plus facile,
nous allons étudier successivement le rôle et les transformations des cellules cartilagineuses, de la substance fondamentale, le rôle et l'apparition des vaisseaux et la relation
qui existe entre ces divers phénomènes et le mode d'appari-

---

(1) Dans certains cas, nous avons vu ces cellules anguleuses présentant
des prolongements multiples, mais nous ne mettons pas cette déformation
sur le compte du réactif.

Pommay.   2

tion de l'os. Avant de commencer, nous allons chercher à définir un mot qui reviendra souvent dans ce travail, c'est ce que nous entendons par point d'ossification. Pour tout le monde, c'est le point par où débute le processus ossificateur. Pour nous, au point de vue où nous nous plaçons, c'est une ligne idéale, plus on s'en rapproche, plus on voit augmenter les phénomènes de l'ossification, en quelque sorte, la vie rapide et échevelée, plus on s'en éloigne, plus on rentre dans la vie calme et uniforme du cartilage fœtal. Nous avons étendu le sens de ce mot, et nous l'employons comme une expression commode et facile.

DES CELLULES CARTILAGINEUSES.

De la part des chondroplastes, le processus commence par une augmentation de volume puis par une multiplication. Toutes les cellules prolifèrent et la prolifération augmente d'autant plus qu'on approche davantage du point d'ossification. Elles prolifèrent dans une certaine direction qui est marquée par la direction des vaisseaux. Si l'on suppose le vaisseau marquant le centre d'un cercle dont les chondroplastes forment la circonférence, la ligne de segmentation est une tangente ou une corde au cercle, elle ne représente jamais le rayon. Aussi ces cellules cartilagineuses sont elles groupées en séries linéaires, convergeant toutes vers le centre, vers le vaisseau. Plus on approche de ce centre, plus les séries tendent à se fusionner, plus la substance fondamentale diminue. A l'extrême limite ces séries linéaires ne sont plus distinctes, on a un noyau formé de cellules assez régulièrement espacées et séparées par de minces bandes de substance fondamentale. A partir de ce moment la segmentation se fait dans tous les sens indifféremment, mais en tendant toujours à se rapprocher du point central.

La segmentation augmentant toujours dans les séries linéaires suivant la même direction, et au point central dans des directions indéterminées, il arrive un moment où le peu de substance fondamentale qui séparait les cellules centrales disparaît, et alors une ou plusieurs cellules de cartilage se trouvent dans la même cavité. Au lieu de réformer de la substance fondamentale et d'attendre qu'elles soient mûres pour engendrer, elle se mettent à se multiplier et donnent naissance aux jeunes cellules médullaires. Ces derniers sont donc un produit de l'évolution incomplète des chondroplastes. A partir de ce moment la multiplication se fait d'une façon beaucoup plus rapide, puisque le temps de l'aptitude à procréer est devenu moindre. Alors, on a un point cellulaire central entourant le vaisseau communiquant avec des lacunes s'irradiant dans toutes les directions. Mais ces lacunes s'arrêtent à peu de distance du point central. Elles s'agrandissent pourtant, mais d'une façon moins rapide vers la périphérie et l'espace diminue qui les séparait latéralement. En même temps que se fait la prolifération des chondroplastes, et que se forment de cette façon les premiers espaces médullaires, le vaisseau central suivant lequel s'est fait l'orientation, envoie des bourgeons dans les espaces qui s'ouvrent devant lui, bourgeons qui s'avancent et s'aggrandissent à mesure que la cavité se creuse et se remplit de nouveaux éléments cellulaires. Nous savons déjà qu'au début toutes les cellules cartilagineuses prolifèrent à mesure et d'autant plus qu'elles s'approchent d'avantage du vaisseau qui forme le centre et le point de départ du processus ossificateur. Ces cellules ou leur descendance, malgré leur fonction primitive commune, éprouvent des sorts bien différents. Près du point d'ossification on a de grands espaces différant des capsules primitives qu'il représentent pourtant. Ces espaces renferment une ou deux cellules, rarement plus. A ce point les cellules ou ce qui les représente n'ont souvent de commun que la provenance. Les unes ont conservé leur dimension, et leurs formes sont sphériques ou pyramidales. D'autres sont ratatinées, flétries, mais conservent encore une forme cellulaire. Tantôt elles ont une apparence granuleuse et semblent envoyer des prolongements nombreux dans tous les sens (1), tantôt elles sont cachées dans un angle de la cavité, les bords sont ramenés sur eux-mêmes, le noyau n'est plus distinct, c'est un vrai cadavre de cellule, mais on voit encore ce qu'elle a été, tandis que d'autres espaces capsulaires ne renferment plus que de fines granulations avec quelques débris plus gros, seuls restes attestant la présence et la disparition des corps cellulaires antérieurs. D'autres enfin renferment une ou deux vésicules transparentes, sphériques, à double contour bien net avec ou sans granulations à l'intérieur, autour desquelles existent aussi quelques granulations. Ces cellules dépassent de beaucoup le volume des chondroplastes qui les environnent. Ces granulations tant celles de l'extérieur que celles de l'intérieur n'ont pas été colorées par l'acide osmique.

En résumé, voici ce que paraissent devenir les chondroplastes, ou plutôt ce que renferment les capsules :

1° Des cellules vivantes.

2° Des cellules mortes de formes d'aspect variables.

3° Des débris de cellules.

4° Des noyaux hydropiques entourés de granulations, débris cellulaires.

De tout cela, seules les cellules vivantes contribuent à former les cellules osseuses et cela après avoir passé par une phase transitoire qu'on a spécialisé sous le nom d'os·

---

(1) Nous nous sommes déjà expliqué sur cette forme anguleuse que présentent les chondroplastes ; nous répéterons ici que ces altérations ne paraissent pas nous provenir des réactifs employés.

téoblastes. Le reste se résoud en débris moléculaires qui sont repris par l'absorption, peut-être des cellules leurs sœurs qui prolifèrent à ce moment d'une façon si active, et employées ainsi d'une façon indirecte à la formation osseuse, ou enfin éliminées.

Mais cette propriété qu'ont les chondroplastes de se multiplier et de donner naissance à des cellules médullaires ne dure qu'un certain temps. Si sur certaines préparations nous avons vu l'un à côté de l'autre les deux processus si différents d'atrophie, de régression et de prolifération, sur d'autres où existaient déjà un segment osseux et une cavité médullaire assez considérable avec ses éléments cellulaires et ses vaisseaux, nous avons vu les cellules cartilagineuses environnantes en dégénérescence complète. Toutes étaient flétries, ramenées sur elles-mêmes, on n'en voyait plus proliférer comme au premier stade. En étudiant la partie du cartilage qui se trouve en contact avec les cellules médullaires, après avoir placé la préparation dans l'acide osmique, on voit les cellules cartilagineuses les plus rapprochées du bord libre du cartilage colorées en noir, le noyau est encore plus fortement teinté que la cellule. On a peine à en trouver une qui ait échappé à cette destruction. Ici comme plus haut nous avons de la tendance à rattacher cette nécrobiose à un défaut de vascularisation et de nutrition. Au début il y a eu comme une surexcitation générale de toutes les cellules sous l'influence d'un mouvement nutritif plus considérable, puis à mesure que se forment les éléments cellulaires nouveaux qui s'accumulent entre le vaisseau et le cartilage, la nutrition devient difficile pour les parties les plus éloignées, la prolifération se ralentit, s'arrête ; puis petit à petit la mort arrive pour les cellules cartilagineuses qui ne peuvent pas puiser à même, comme les cellules médullaires qui absorbent à elles seules pour leur conservation et leur multiplication, tous les éléments nutritifs apportés par les vaisseaux. Sous le rapport de l'ostéoplastie on peut donc diviser les chondroplastes en deux catégories : les uns, probablement les plus faibles et les moins bien nourris, n'ont qu'un rôle limité et une existence éphémère ; les autres forment les ostéoblastes dont nous allons parler maintenant.

DES OSTÉOBLASTES.

Nous sommes assez embarrassé pour dire au juste ce qu'on entend par ce mot. Il nous a paru pourtant qu'on désignait ainsi la couche la plus externe des cellules médullaires. Ces cellules ont une forme irrégulière, tantôt sphérique, tantôt polygonale ou rectangulaire. Leurs dimensions sont encore plus variables que leurs formes. Elles varient non-seulement suivant les animaux chez lesquels on les étudie, mais encore chez les mêmes animaux suivant leur âge et suivant l'endroit où on les prend. Aussi les ostéoblastes du maxillaire inférieur ont des dimensions beaucoup plus considérables que ceux du tibia. Il y a souvent un écart qui peut être du double et du triple. Ces cellules ont un protoplasme granuleux, presque toutes possèdent un et quelquefois deux noyaux vésiculeux. On les trouve tantôt tapissant comme un revêtement épithélial les trabécules osseuses de nouvelle formation, tantôt dispersées irrégulièrement et accumulées en grande quantité dans un même espace, tandis qu'un autre en est dépourvu. Plus tard, on les trouve encore sous forme de couche périostique ; dans l'ostéite, avant de former du pus ou des bourgeons charnus, la cellule osseuse repasse par ce stade. Dans une fracture, au moment de la formation d'un cal fibreux ou cartilagineux, apparaissent encore une fois ces prétendues cellules spéciales. Pour nous, ce n'est qu'une simple cellule médullaire qu'on a individualisée et spécifiée sans cause suffisante, un peu différente peut-être, mais ces différences ne suffisent pas pour la séparer à ce point des autres cellules médullaires qui sont par le fait aussi aptes que celles-ci à former du tissu osseux. Ces différences nous paraissent surtout provenir de l'âge et de la position excentrique de ces cellules. Les ostéoblastes ou plutôt les jeunes cellules médullaires, puisque pour nous ces deux termes sont synonymes, proviennent, comme nous l'avons dit plus haut, de la multiplication rapide des cellules cartilagineuses.

Au bout d'un certain temps et par une cause qu'il est difficile de déterminer et qui réside peut-être dans une modification nutritive du cartilage, les cellules médullaires les plus rapprochées du bord de ce même cartilage s'appliquent contre lui, elles ont à ce moment leur plus grand axe dirigé perpendiculairement à l'axe de la cavité médullaire, bientôt elles s'affaissent et s'appliquent exactement contre le rebord osseux de nouvelle formation, car déjà est apparu un dépôt osseux le long de l'échancrure cartilagineuse. On a dit que cette substance osseuse provenait de la calcification d'ostéoblastes. Nous ne serions pas éloigné de nous ranger à cette opinion. Ce n'est pas que nous ayons observé directement cette calcification, mais nous y sommes arrivé d'une façon indirecte. En étudiant des coupes faites perpendiculairement au grand axe du tibia d'un cobaye, où l'ossification était déjà assez avancée, mais où nous voyons encore des cavités médullaires assez considérables dont les bords étaient revêtus d'une couche d'ostéoblastes assez régulière, nous avons compté ces ostéoblastes de revêtement, nous avons compté aussi les cellules osseuses qui formaient la première couche concentrique à la cavité médullaire, et nous avons remarqué que celles-ci étaient inférieures en nombre aux cellules médullaires de revêtement. Comme d'un autre côté, au moment où ces cellules osseuses n'étaient encore qu'ostéoblastes, la cavité médullaire avait un diamètre plus considérable, elle devait donc avoir un revêtement d'une plus grande étendue. Qu'étaient donc devenus les ostéoblastes qui avaient disparu? Probablement du tissu osseux; pourquoi? Nous n'en savons rien. Comment? peut-être après s'être étendus et aplatis le long du bord libre du cartilage de manière à former une bande asssz mince. Il est inutile de dire que nous n'attachons pas grande importance à cette déduction, nous la présentons comme une simple hypothèse que nous sommes prêt à abandonner quand on nous en donnera une plus probable. Pour nous donc les ostéoblastes, ou plutôt les cellules médullaires, puisque chaque cellule médullaire est apte à former un ostéoblaste, forment la substance fondamentale de l'os en s'étendant, en s'étirant pour ainsi dire et en s'incrustant de sels calcaires, et les cellules osseuses en s'aplatissant le long de la nouvelle substance fondamentale.

DE LA SUBSTANCE FONDAMENTALE DU CARTILAGE.

La substance fondamentale cartilagineuse est, comme on le sait, homogène et réfringente. Au début de l'ossification alors que les cellules cartilagineuses s'agrandissent, la substance fondamentale s'obscurcit par le dépôt de sels calcaires (phosphates et carbonates), qui s'y fait sous forme de grains brillants réfractant plus ou moins fortement la lumière, et disposés aussi plus ou moins régulièrement? Quelle est la cause et le but de cette calcification de la substance fondamentale, au moment qui précède sa destruction. Est-ce que ces sels sont amenés là pour servir à la formation des os nouveaux pour que les cellules trouvent là des matériaux prêts à être employés? N'est-ce qu'un commencement trop précoce du travail d'ossification, c'est-à-dire, l'arrivée trop brusque d'une grande quantité de matériaux

calcaires, qui ne trouvant pas d'éléments prêts à les employer se fixent et se déposent dans la substance fondamentale. Ou encore n'est-ce un mode de destruction , n'est-ce
qu'une infiltration qui doit rendre plus facile et plus
rapide la molécularisation et la disparition de cette
substance fondamentale ? De ces trois hypothèses nous
préférons la première et nous pensons que ces sels sont
repris au moment de la dissolution du cartilage et sont
appliqués par les ostéoblastes à la formation du nouveau
tissu osseux. Nous n'osons pas aborder la question chimi-
que, comment s'opère la dissolution de ces sels calcaires.
Nous savons que dans l'ostéite ou a invoqué la présence de
l'acide lactique, mais ici nous ne pouvons pas même faire
d'hypothèses. Quoi qu'il en soit le fait existe.

Au moment de la multiplication des cellules cartilagineuses quand les capsules s'ouvrent les unes dans les autres
pour former ces vastes espaces anfractueux, la substance
fondamentale est limitée par des bords bien nets, le plus
souvent formés de découpures affectant une forme presque
régulièrement demi-circulaire, et réunies ou séparées par
un angle très-aigu de substance fondamentale qui fait
saillie dans l'intérieur de la cavité médullaire. Ces bords
demi-cellulaires avant de limiter cette cavité nouvelle, ont
évidemment limité des cellules cartilagineuses, puis elles
ont conservé la forme, ou plutôt un des bords de la capsule
est resté avec sa forme primitive comme pour attester sa
provenance. Pour que ces espaces puissent se former, il a
fallu que toute la substance fondamentale intermédiaire
aux cellules cartilagineuses disparaisse, et elle a disparu
naturellement par suite de la multiplication rapide des
cellules cartilagineuses. En regardant une préparation d'un
cartilago-série, nous voyons que plus on approche du point
d'ossification, plus la substance fondamentale diminue. Au
début on la voit séparant encore les chondroplastes d'un

intervalle variable, égale à peu près au point que nous examinons à la longueur d'une cellule. Peu à peu les espaces diminuent, et il ne reste bientôt plus qu'une mince bande de substance fondamentale qui isole encore les cellules. Plus loin encore il y a déjà une solution de continuité, des cavités voisines communiquent déjà, mais elles sont encore séparées par un rebord saillant qui n'atteint plus l'autre côté. Peu à peu ce rebord diminue et bientôt disparaît. Dans ce cas la substance fondamentale disparaît probablement par résorption des cellules qui se multiplient. Après l'avoir formée elles la détruisent. Ce mode de disparition n'est pas observable directement. On constate une diminution de la substance fondamentale, coïncidant avec une augmentation des cellules et c'est tout ; néanmoins, il nous semble que nous pouvons dire que l'un est la conséquence de l'autre. Nous avons observé encore un autre mode de disparition de la substance fondamentale et c'est celui-ci qui nous a fait prononcer le mot de molécularisation. Nous allons maintenant tâcher de l'expliquer. Celui-là s'observe plus tard non pas au moment de la multiplication des chondroplastes, mais quand déjà les espaces médullaires sont formés, et persiste même au moment de l'apparition des premières bandes osseuses. Voici en quoi il consiste, et de quelle manière nous l'avons observé. Dans l'étude de pièces décalcifiées par l'acide chromique ou par l'acide osmique, nous avons remarqué dans les alvéoles nouvellement formées, à côté des jeunes cellules médullaires, la présence de corpuscules très-petits, plus ou moins sphériques, réfractant assez fortement la lumière peu colorée par l'acide osmique. D'un autre côté les bords découpés des espaces médullaires, offrent souvent cette disposition, apparente surtout sur des coupes un peu obliques par rapport au grand axe de la cavité médullaire, parce qu'alors on voit facilement une partie de la paroi de ces cavités, paroi formée par la substance fondamentale. Les bords qu'on voit dans une assez grande largeur et presque de face sont revêtus de ces mêmes corpuscules que nous avons vus libres dans les alvéoles. On voit distinctement la surface mamelonnée et comme framboisée de ces bords. On les voit ces corpuscules plus ou moins proéminents, plus ou moins prêts à tomber dans la cavité qu'ils bordent. De cela nous nous croyons en droit de conclure que ces granulations se détachent peu à peu, tombent dans le nouvel espace médullaire, où elles disparaissent d'une façon quelconque, car dans les cavités nous ne les avons jamais vues en quantité très-considérable. Quant à la nature de ces granulations nous avons de la tendance à croire quelles sont de nature muqueuse. Il s'agirait donc ici d'une espèce de ramollissement muqueux. En tout cas nous pouvons affirmer que la substance fondamentale du cartilage ne s'en va pas, comme on l'a prétendu, par dégénérescence graisseuse. Jamais dans le cours de nos recherches, nous n'avons vu la substance fondamentale présenter les moindres granulations graisseuses. Jamais en nous servant de l'acide osmique, nous n'avons observé une teinte plus foncée que la teinte grisâtre du cartilage normal coloré, par l'osmium, soit sur les bords des cavités nouvelles, soit au niveau des parties qui s'ossifiaient. Jamais non plus ces granulations ne nous ont paru plus colorées que le cartilage d'où elles provenaient. Cette disparition du cartilage par transformation granuleuse dure jusqu'au moment où se forment les premiers dépôts osseux. Ces dépôts limitent et arrêtent la transformation du côté où ils se font. Quelquefois, il reste des îlots de substance cartilagineuse entourés de tous côtés de bandes osseuses, ils ne peuvent plus disparaître et persistent tels quels, au milieu de l'os, à l'état de cartilage qu'on peut retrouver plus tard.

Nous allons résumer ces pages et dire en quelques mots ce que devient la substance fondamentale et dans quel ordre apparaissent les diverses modifications qui la font disparaître.

1° Au début, au moment de la multiplication des cellules cartilagineuses, il y a une diminution notable de la substance fondamentale par suite de cette même multiplication.

2° Après la formation des espaces médullaires elle disparaît par transformation granuleuse ;

3° Elle persiste quelquefois mais en petite quantité.

DES VAISSEAUX ET DE LEUR ROLE DANS L'OSSIFICATION.

Les vaisseaux n'existent pas dans le cartilage fœtal. Robin le dit dans ces termes : L'adjonction des vaisseaux à la substance élémentaire de l'os, pour former le tissu osseux proprement dit, m'a paru se faire dans les premiers os du fœtus dès que le point osseux arrive au contact ou à peu près du périchondre du cartilage qui a précédé l'os. Kœlliker et Ranvier sont de cet avis, contre Virchow. Nous n'avons jamais rencontré de vaisseaux dans les cartilages fœtaux purs de toute trace d'ossification. Nous l'aurions dit d'abord mais l'on aurait pu nous objecter, que de ce que nous ne les avions pas rencontrés, il était téméraire au moins pour nous de conclure à leur non-existence.

Aussi pour cette fois avons-nous jugé à propos de nous appuyer de l'autorité des hommes les plus compétents en cette matière. Les vaisseaux donc n'apparaissent dans le cartilage fœtal qu'au moment précis de l'ossification, alors que déjà certains phénomènes, précédant le processus ossificateur, ont préparé et ouvert une voie aux vaisseaux du périchondre. La multiplication des cellules, la résorption de la substance fondamentale, sont les précurseurs des vaisseaux. Ceux-ci pénètrent dans un tissu mou au milieu des cellules jeunes de la moelle provenant de la multiplication des chondroplastes. On dit qu'au moment de pénétrer dans le cartilage le vaisseau refoule devant lui la couche cellulaire du périoste, que ces quelques cellules qui servent de revêtement aux bourgeons vasculaires, ont seules la propriété de former l'os. Voilà ce que l'on .dit, nous allons examiner ce qui est. Au moment où un vaisseau pénètre dans le cartilage, il y pénètre par une ouverture assez large, qui met en contact et les cellules de la moelle et les cellules du périoste. Le refoulement n'est donc pas nécessaire pour faire intervenir les cellules périostées. Elles se mêlent aux cellules de la moelle dont elles différent peu, et partagent leur sort, c'est-à-dire qu'elles se multiplient, comme elles, et s'ossifient comme elles, et plus tard en voyant un vaisseau entouré de jeune moelle, il serait bien difficile sinon impossible de dire : celles-ci proviennent du périoste, vont former de l'os, les autres vont former de la moelle. Nous le répétons encore une fois : Cellules périostées et cellules provenant du cartilage ont le même sort. Aussi pour nous, à ce moment de l'ossification, les cellules du périoste ont un rôle assez limité. Marqué surtout à la périphérie, nous pourrions dire, seulement à la périphérie où elles entrent en contact avec les cavités médullaires, il est tout à fait nul au centre où ces cellules ne sauraient pénétrer.

On rencontre quelquefois sur des coupes des vaisseaux dont la direction est le plus souvent parallèle au grand axe de l'os, et qui semblent par cela même être des rameaux divergents des vaisseaux qui ont pénétré primitivement dans le cartilage. Ces vaisseaux sont ordinairement enfermés dans une cavité, dans un canal assez large et entouré d'une grande quantité des cellules médullaires. Les parois de ce canal sont le plus souvent formées de chondroplastes aplatis. On ne trouve pas d'ostéoblastes dans la cavité, ses bords sont presque toujours bien nets. Cependant dans quelques cas, nous les avons trouvés anfractueux et déchiquetés, nous avons remarqué sur une de nos préparations un îlot de substance cartilagineuse renfermant encore des chondroplastes et ne tenant plus au cartilage environnant que par un pédicule mince et étroit contre lequel étaient appliquées des cellules médullaires. Voici comment nous avons interprété ces faits : Ces vaisseaux, qui se trouvent toujours loin du point d'ossification, sont des rameaux divergents du vaissean principal.

Ils ont pénétré dans le cartilage à la suite de la multiplisation des chondroplastes et de la dissolution de la substance fondamentale, témoin les anfractuosités et les îlots qu'on peut retrouver proéminents dans la cavité médullaire. Ceux-ci finissent pourtant par disparaître, et la paroi s'égalise ; ici on pourrait peut-être invoquer une action destructive de la part des cellules médullaires ; puis, par suite de la pression excentrique subie par les parois, pression causée, elle aussi, par les cellules médullaires ; les chondroplastes s'aplatissent comme ils s'aplatissent dans les surfaces articulaires. Les chondroplastes environnants remplissent bien leur cavité et ne présentent pas de traces de multiplication. Ici peut-être va commencer le second stade, stade de dégénérescence des cellules et fonte de la substance fondamentale. Avant de terminer, nous voulons attirer l'attention sur l'action réciproque qu'exercent l'un sur l'autre la formation des cavités et le développement des vaisseaux. Il y a là deux termes corrélatifs : d'un côté, les cellules qui se multiplient ont besoin de matériaux nutritifs, et de l'autre, les vaisseaux, pour bourgeonner, ont besoin du ramollissement du cartilage et de la disparition de la substance fondamentale. Et ces deux termes ne peuvent se séparer. Un vaisseau se rapproche-t-il du cartilage, les cellules prolifèrent, car le vaisseau fournit des sucs en plus grande abondance, il y a hypernutrition. Les cellules se multiplient, les capsules s'ouvrent les unes dans les autres, voilà une cavité médullaire formée, dans laquelle le vaisseau bourgeonne et avance, et plus le vaisseau bourgeonne, plus la cavité s'agrandit et réciproquement.

On voit donc : 1° que les vaisseaux pénètrent dans le cartilage par des canaux de cellules médullaires, cellules provenant de la multiplication des cellules de cartilage ;

2° Que les cellules périostées ont un rôle très-limité dans l'ossification ;

3° Que le vaisseau et le cartilage exercent une action réciproque l'un sur l'autre.

EXPLICATION DES FIGURES.

Fig. I. — Lapin de 3 semaines, corps vertébral coupé perpendiculairement à l'axe de la colonne. Acide chromique, gomme, alcool, eau, acide osmique, au 1/1000 24 heures, glycérine.

A. Cellules cartilagineuses colorées en jaune brun par l'acide osmique, disposées en séries.

B. Cellules considérablement augmentées de volume avec un noyau à double contour, entourées de fines granulations incolores.

C. Restes de la substance fondamentale.

(Nachet 1/3.)

Fig. 2. — Calcanéum. Lapin de 3 semaines, acide osmique, au 1/1000, 8 jours, gomme, alcool.

A. Cellules cartilagineuses, gris foncé renfermant un noyau complètement noir en D, la cellule est tellement dégénérée qu'on ne voit plus le noyau, elle est complètement noire.

B. Substance fondamentale.

C. Cavités médullaires renfermant des ostéoblastes et des granulations.

(Nachet 1/3.)

Fig. 3. — Phalange d'enfant nouveau-né. Coupe perpendiculaire au grand axe. Acide chromique, gomme, alcool ; colorée avec solution alcoolique d'acide picrique.

A. Chondroplastes.

B. Substance fondamentale.

C. Cavités médullaires avec des ostéoblastes et des granulations.

(Nachet 3/3.)

Fig. 4. — Lapin de 3 semaines. Calcanéum, acide osmique, gomme, alcool, colorés avec un mélange d'iode et d'acide picrique.

A. Substance fondamentale colorée en gris.

B. Cellules cartilagineuses plus ou moins serrées. Les unes remplissent la capsule tandis que les autres semblent rétractés, elles sont teintes uniformément en jaune brun.

C. Cavité médullaire avec ostéoblastes, et bandes osseuses de nouvelle formation.

Paris. — A. PARENT, imprimeur de la Faculté de médecine, rue Monsieur-le-Prince, 31

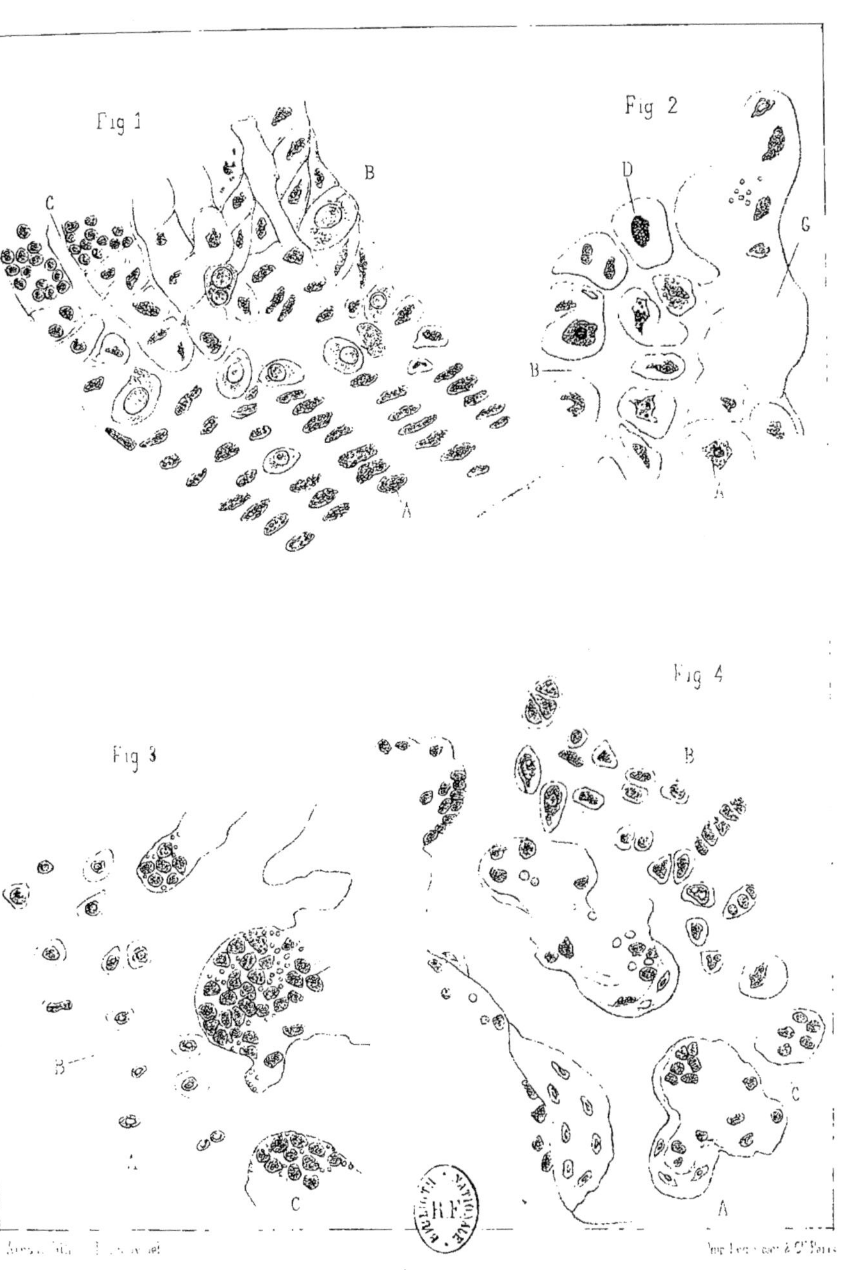

Fig 1
Fig 2
Fig 3
Fig 4
A
B
C
D
G